ÉTUDE MÉDICALE

SUR

LA DYNASTIE DES VALOIS

PAR

Le D' CORLIEU

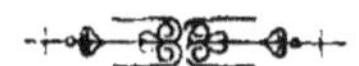

PARIS

ADRIEN DELAHAYE, LIBRAIRE-ÉDITEUR

PLACE DE L'ÉCOLE-DE-MÉDECINE

1872

ÉTUDE MÉDICALE

SUR LA

DYNASTIE DES VALOIS

Si l'histoire de la médecine a une grande utilité, la médecine de l'histoire a une importance non moins considérable. Elle est dans certains cas un profond enseignement pour la politique; elle nous montre, pour la famille des Valois, l'application irréfutable des grandes lois de la pathologie générale. On y voit en effet un chef de race, François Ier, dont la fécondité n'a pas été douteuse, n'avoir pu conserver la couronne dans sa famille que pendant 74 ans; et cependant ce chef de race a eu cinq enfants, dont trois garçons; et son fils et successeur, Henri II, a eu dix enfants, dont cinq fils. Cette dynastie était donc frappée dans son origine; et si elle était marquée du doigt de Dieu, peut-être l'était-elle aussi du sceau de la syphilis.

I

François Ier, le chef de la dynastie des Valois, né à Cognac, le 12 septembre 1494, est mort à Rambouillet, le 31 mars 1547, à l'âge de 53 ans, consumé à la fois par les embarras politiques, par les jouissances d'une vie de débauches, par une maladie des voies urinaires, une fistule au périnée, tristes restes de la syphilis.

De son mariage avec Claude de France, fille de Louis XII, naquirent cinq enfants :

1o François, dauphin, mort enfant en 1533;

2o Charles, duc d'Orléans, mort en 1545, à 23 ans;

3º Charlotte, morte enfant ;

4º Henri II, mort accidentellement en 1559, âgé de 40 ans ;

5º Marguerite de France, épouse du duc de Savoie, morte en 1547, à 24 ans.

La mort a fauché vite cette première souche ; elle n'a pas été moins impitoyable pour les enfants d'Henri II.

Henri II, de son mariage avec Catherine de Médicis, avait eu dix enfants, cinq garçons et cinq filles ; savoir :

1º François II, mort scrofuleux en 1560, à 17 ans ;

2º Louis d'Orléans, mort enfant ;

3º Charles IX, mort phthisique en 1574, à 24 ans ;

4º Henri III, mort assassiné en 1589, à 38 ans ;

5º François d'Alençon, mort phthisique en 1584, à 30 ans.

À part la reine de Navarre, les cinq filles n'ont pas été plus favorisées.

1º Élisabeth de France, 3ᵉ femme de Philippe II d'Espagne, est morte en 1568, à 23 ans (a eu 2 enfants) ;

2º Claude de France, femme de Charles II de Lorraine, est morte en 1575, à 27 ans (a eu 9 enfants) ;

3º Jeanne de France, est morte enfant ;

4º Victoire de France, est morte enfant ;

5º Marguerite de Valois, est morte à Paris en 1615, à 62 ans.

Nous avons déjà raconté les détails de la maladie et de la mort de François II et de Charles IX (1) : il nous reste à parler de celles de Henri III et du duc d'Alençon.

La fin tragique d'Henri III n'a rien qui doive nous intéresser. De son mariage avec Louise de Lorraine il n'était né aucun enfant. Quant à sa mort, nous ne pouvons que donner le procès-verbal d'autopsie.

« Nous soussignez, conseillers, médecins et chirurgiens ordinaires du Roy, certifions que le jour d'hier, mercredi, 2 de ce présent mois d'aoust 1589, environ les dix heures de nuit, suivant l'ordonnance de M. le grand prévost de France et hostel du Roy, nous avons veu et diligemment visité le corps mort de défunt de très-heureuse mémoire et très-chrétienne Henri III, vivant Roy de France et de Pologne ; lequel était décédé le même jour environ les trois heures après minuit, à cause de la playe qu'il receut de la pointe d'un couteau au ventre inférieur au dessous du nombril, partie dextre, le mardy précédent sur les huit ou neuf heures du matin, et à raison des accidens

(1) Étude médicale sur la mort de Charles IX. — 1871, broch.

qui survinrent à Sa Majesté très-chrétienne tost aprez icelle playe receue, de laquelle et accidens sus dits nous avons fait plus ample raport à justice.

« Et pour avoir plus ample cognoissance de la profondeur de la dite playe et des parties inférieures offenseez, nous avons faict ouverture du dit ventre inférieur avec la poitrine et tête. Après diligente visitation de toutes parties contenues au ventre inférieur, nous avons trouvé une portion de l'intestin grêle nommé iléon, percé d'outre en outre selon la largeur du couteau, de la grandeur d'un pied, qui nous a été représenté saigneux plus de quatre doigts, revenant à l'endroit de la playe extérieure, et profondant plus avant, ayant vuidé une très-grande quantité de sang épandu par cette capacité, avec gros thrombus ou caillots de sang : nous avons aussi veu le mésentère percé en deux divers lieux, avec incision des veines et artères.

« Toutes les parties nobles, les naturelles et animales contenues en la poitrine, bien disposées et suivant l'âge bien tempérées, et sans aulcune lésion ni vice, excepté que toutes les sus dites parties (comme aussy les veines et artères tant grosses que petites) étoient exsangues et vuides de sang, lequel était très-abondamment sorti hors par ces playes internes, principalement du mésentère, et retenu dedans la dite capacité comme en un lieu étrange et contre nature : à raison de quoy la mort de nécessité, et en l'espace d'environ dix-huict heures, est advenue à Sa Majesté très-chrétienne, étant précédée de très-fréquentes foiblesses et douleurs extrêmes, suffocation, nausées, fiebvre continue, altération, soif inaltérable, avec très-grandes inquiétudes : lesquelles indispositions commencèrent un peu aprez le coup donné, et continuèrent ordinairement jusqu'au parfait et final syncope de la mort, laquelle pour les raisons et accidens sus dits, quelque diligence qu'on y eut pu apporter, étoit inévitable.

« Fait sous nos seings manuels, au camp de Saint-Cloud, près Paris, le jeudy matin, 3e d'aoust 1589.

« Les médecins qui ont assisté :

Signé : Lefevre, Dortoman, Regnard, Heroard.

« Les chirurgiens qui l'ont embaumé :

Signé : Portail, Lavernot, D'Amboise, Vaudelon, Legendre (1).

(1) Guillemeau, p. 857.

II

Le cinquième fils d'Henri II était François, duc d'Alençon, né le 18 mars 1554.

Sa constitution était assez délicate : il avait eu la petite vérole dans son enfance et en portait de larges cicatrices.

En 1561, après le colloque de Poissy, il fut envoyé avec sa jeune sœur, Marguerite de Valois, à Amboise, où il séjourna pendant assez longtemps, au milieu d'une société de femmes et de courtisans.

En février 1563, — il avait alors neuf ans, — Catherine va le voir à Amboise et écrit de là que François est un petit moricaud, ne rêvant que guerre et tempête.

Sa vie fut très-accidentée : c'était un mélange de fatigues, d'intrigues, de débauches.

Au physique, « il étoit petit, mais bien fait, le teint brun, le visage un peu bouffi et gasté de la petite vérole (1). »

En 1575, au mois de septembre, — il avait vingt et un ans, — à la suite de son mariage manqué avec la reine d'Angleterre et de désagréments dans le Brabant où il avait été envoyé comme duc, il revint à Château-Thierry où il établit sa résidence dans le château.

Après des vicissitudes de toute nature, des voyages, des intrigues politiques, nous le retrouvons neuf ans après à Château-Thierry. Au commencement de mars 1584, il eut une fièvre qui dura jusqu'au 13 mars, sans égalité et fut suivie de crises, de flux de sang par le nez, par la bouche, «si continuel qu'il falloit assiduement tenir le bassin auquel il rendoit le pur et cler sang..... A la vérité il regorgeoit assiduement le sang dans le bassin que je tenois d'une main et de l'autre avec le mouchoir j'essuiois son visage et poitrine, à cause d'une sueur très abondante, froide et sentant la mort ;.... comme aussy je luy voiois jà les narines resserrées, les yeux cavez et oyois le ralle et le sang qui l'étouffoit (2)..... » Puis le flux s'appaise, le sommeil revient.

On en prévint le roi Henri III. Le reine-mère Catherine quitte Paris le 14 mars et vient en diligence à Château-

(1) De Thou, liv. lxxix, p. 182, t. IX.

(2) Berson, *Regret funèbre*, etc., in-8°, pièce, Lb, 34, 226, p. 10. (Prédicateur du roi.)

Thierry. Le duc d'Alençon se rétablit un peu. « Mais il rechcut (1ᵉʳ mai) à cause d'une miette de pain demeurée en sa luette, qui luy causa un violent tousser et crachement de sang, de là en avant continua au lict, tantost bien, tantost mal, toutes fois mangeoit bien, mais rien ne se fortifioit au soubassement du corps, finalement le mesme jour que les médecins ayant veu l'opération d'une médecine eurent meilleure opinion de luy que paravant (1). ... » Puis, si nous voulions ajouter foi aux bavardages de cour, nous nous retrouverions encore en présence d'historiens racontant « que le sang luy sortoit de toutes les parties de son corps comme à un homme qui seroit rompu quelques veines en courant à cheval. (2) » Et c'est De Thou lui-même qui nous raconte ce détail qu'il n'a pas vu, puisque près de trente lieues le séparaient du malade. Mais le merveilleux et le poison jouaient un rôle important à cette époque. Nevers (3) va jusqu'à attribuer la mort du duc d'Alençon à un bouquet empoisonné que lui fit sentir une femme avec laquelle il avait couché.

Il se remit un peu, mais toutefois ne quittait pas la chambre ou le lit. Le vendredi 8 juin, le mal empira et le malade fit son testament (4).

« Sur le soir du samedi 9 juin, à huit heures, fut saisy d'une courte aleine et d'un mal de costé et se voioit ainsi atteint sans que personne luy en parlast, m'envoyast quérir..... Or, estoit-il assommé d'un dormir léthargique, et saisy continuellement de sueurs continuelles..... » (Berson.)

Le sommeil lui revint peu jusqu'à onze heures ; il communia.

« Le dimanche 10 juin, sur le midy, monsieur frère du Roy mouroit au chasteau de Chasteau-Thierry d'un flux de sang, accompagné de fiebvre lente qui l'avoit petit à petit attenué et rendu tout sec et éthique : il disoit que depuis qu'il avoit esté voir le Roy, à Caresme prenant, il n'avoit pas porté de santé et que cette veüe, avec la bonne chere qu'on luy avoit fait faire à Paris, lui coutoit bien cher, ce qui fit entrer beaucoup de gens en nouveaux discours et apprehensions : il n'avait que trente ans (5)..... »

(1) Berson, *Regret funèbre*, etc., in-8°, pièce, Lb., 34, 226, p. 10. (Prédicateur du roi.)
(2) De Thou, p. 182.
(3) Mémoires de Nevers, I, p. 163.
(4) Mémoires de Nevers, p. 601.
(5) L'Estoile, *Journal de Henri III*, I, p. 419.

« Ledit jour du lundy onziesme dudict mois fust ledict corps visité et ouvert par les chirurgiens, ès presence des médecins de leurs Majestés et aultres et des principaux seigneurs de la suite de mondit seigneur. Et la nuit du lundy au mardy ledit corps enbaumé, mis dans un cercueil de plomb (1). »

De Thou tient au poison ; il y revient avec insistance et s'appuie sur la déclaration des médecins « qui avoient trouvé des parties rongées et quelques autres marques de cette nature (2). » Un semblable rapport ne satisferait guère les médecins légistes et les tribunaux d'aujourd'hui.

En résumé, mauvais antécédents du côté des ascendants et des collatéraux, puis fatigues, débauches, excès de tous genres de la part du prince ; voilà pour les causes. La douleur de côté, la toux, les hémorrhagies abondantes, hématémèses, hémoptysies, épistaxis (sans doute par regorgement), la fièvre continue, lente, irrégulière ; voilà pour les symptômes. L'autopsie laisse beaucoup à désirer, car elle ne précise pas le siége des *parties rongées*. Est-ce aux poumons, à l'estomac ou dans les intestins ? Dans le doute, nous ne pouvons nous en référer qu'aux symptômes qui sont ceux de la phthisie galopante. C'était, du reste, l'opinion des contemporains.

Ainsi s'éteignit, célibataire et sans postérité, à l'âge de 30 ans 2 mois et 23 jours, François, duc d'Alençon, de Brabant et comte de Flandre, dernier rejeton mâle de François Ier.

III

Comme les rois, les princes du sang avaient aussi leur cour, leur maison civile, leurs seigneurs, leurs familiers, leurs médecins. Les honoraires de ces derniers n'étaient pas considérables.

On trouve dans les Mémoires de Nevers un état dressé à Bourges, le 5 août 1576, établissant que les dépenses pour les gages des seigneurs et gens de la maison du duc d'Alençon s'élevaient à 263.710 livres : les médecins, chirurgiens, apothicaires et barbiers entraient pour une part assez minime dans les frais de maison, 5,010 livres, savoir :

(1) De Marle : il était conseiller et maître d'hôtel du duc.
(2) De Thou, liv. LXXIX, p. 184.

MÉDECINS :

Michel Vaterre, Ier médecin.   VI C livres.
Léonard Botal. . . . . . .   V C
Jean Bernard.   L
Cifflier.   L
Louis Le Bègue.   . .   L
Nicolas Delin.   CC
Jean Asselineau.   X
Jean Ponrault dit Le Gravier.   X
Drouet   X
Gardette.   X
Le Roy.   X
Du Pont.   X
Jean Bernard d'Issoudun.   X
Dallibourg.   X
Violette.   X
Mathieu Moreau.   X

CHIRURGIENS :

François Lavernot. . . .   IX.XX (180 liv.)
Gonnin Braille. . . . . .   IX.XX
Pierre Legier . . . . . .   IX.XX
Louis. . . . .   IX.XX
René Fouët d'Oton. . .   .   IX.XX
René Ciret . . . . . .   IX.XX
Antoine. . . . .   IX.XX
Richard Hubert. . . . . .   IX.XX
Bertrand Rabeton. . . . .   IX.XX
Pigoy. . . . .   IX.XX
Nicolas Lavernot. . . .   IX.XX

APOTHICAIRE :

Jean Du Bois.   CCCC

BARBIERS :

Pierre Relie, barbier ordinaire.   IX.XX
Antoine de Croix. . . . .   IX.XX
Nicolas Ferrand . . . . .   IX.XX
Guillaume Arondeau. . . .   IX.XX
Guillaume dit le Prince . . .   IX.XX
Constantin de Confry. . . .   IX.XX

Mais il ne faut pas se faire illusion sur ces titres de médecins et de chirurgiens de la maison du roi ou des princes du sang. Il est évident que tous n'étaient pas admis à l'honneur de tâter le pouls de leur royal client qui pouvait les choisir partout, même en dehors de la Faculté de Paris. Mais pour des médecins pris en dehors de cette Faculté, ce titre était pour eux un immense privilége, puisqu'il leur accordait le droit d'exercer leur art à Paris, comme s'ils avaient pris leurs grades à la rue de La Bûcherie, grand sujet de disputes aux seizième et dix-septième siècles. Aussi ces places, quoique rétribuées d'une façon plus que mesquine, étaient-elles fort enviées. Elles pouvaient se vendre et quelques-unes se payaient fort cher. Ainsi Seguin avait acheté à Guillemeau 50,000 livres sa place de médecin ordinaire du roi et il la vendit ensuite à Cureau de la Chambre, 22,000 écus, c'est-à-dire environ 132,000 fr. de notre monnaie.

IV

Voilà donc deux générations éteintes dans trois quarts de siècle, bien que le nombre des enfants du père et du fils ait été considérable. Voilà une série de princes et de princesses mourant à la fleur de l'âge, les uns scrofuleux, les autres phthisiques ; une seule fait exception, c'est Marguerite de Valois, première femme d'Henri IV, qui mourut âgée de 62 ans. Quel était donc le germe de mort qui a envahi toute cette race !

La transformation des diathèses par l'hérédité est une question qui a été souvent traitée et sur laquelle tous les pathologistes ne sont pas d'accord.

Les diathèses ne se transmettent pas toutes, en nature, des parents aux enfants : elles évoluent ; c'est un fait incontestable. Mais toutes les diathèses ne peuvent se transformer les unes dans les autres : ainsi la syphilis ne se transforme pas en cancer, et nous ne trouvons aucun cancéreux dans la famille princière des Valois ; la scrofule ne se transforme pas en rhumatisme. Mais on est autorisé à croire qu'en passant des parents aux enfants la syphilis peut se changer en scrofules ; et ce qui légitime en quelque sorte cette manière de voir, c'est la similitude des manifestations de ces deux diathèses, affectant les mêmes tissus, produisant des lésions ayant entr'elles beaucoup d'analogie et se confondant tellement que Ricord les appelle plaisamment des *scrofulates de vérole*.

· Voilà l'enseignement que nous donnent la médecine de l'histoire et la pathologie générale. Je veux bien admettre qu'il y ait un sang royal ou impérial, peu importe : mais le devoir le plus sacré de ceux qui sont chargés de surveiller ce fluide, c'est d'en conserver la pureté ; c'est de s'opposer à ces alliances dans lesquelles on ne considère ni les questions d'affection, ni les questions d'âge ou d'hérédité. S'il en eût toujours été ainsi, la France n'aurait peut-être pas eu tant à souffrir sous l'administration de races dégénérées, et l'hérédité pathologique est, à mon avis, l'un des plus puissants arguments contre l'hérédité dynastique.

Dr A. CORLIEU.

Paris. — Imp. médicale et scientifique (DURAND), rue du Bac, 83.